U0210468

生命的设计师
精教授

中国日报新媒体 ○ 联合监制

春芽 ○ 著

瓦西李 李筱甜 ○ 绘

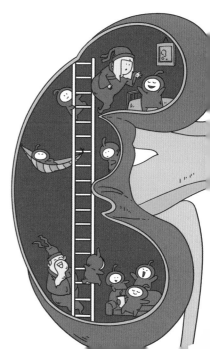

CTS K 湖南科学技术出版社 · 长沙

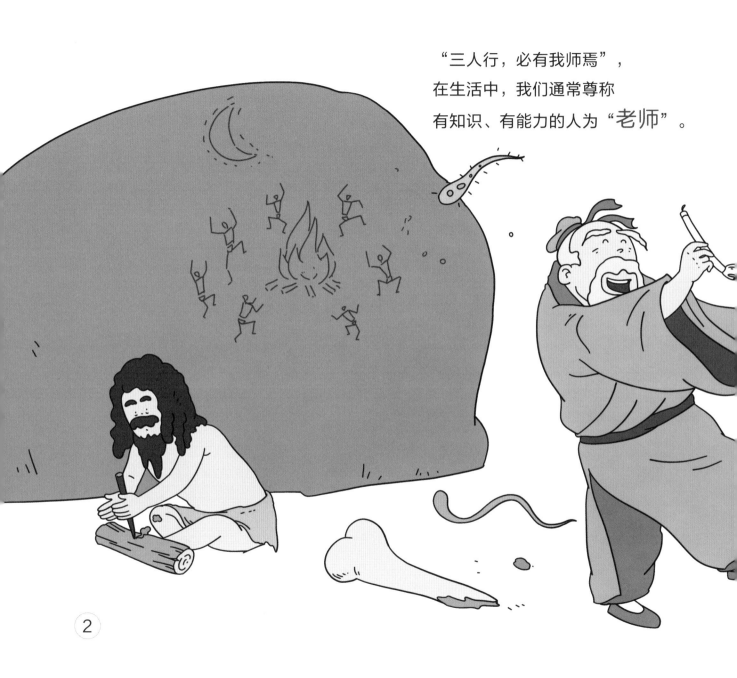

"三人行，必有我师焉"，
在生活中，我们通常尊称
有知识、有能力的人为"老师"。

②

高等学府里职别最高的老师，我们称为"教授"。
教授在各自的领域里发光发热，
设计和引领着社会前进的方向。

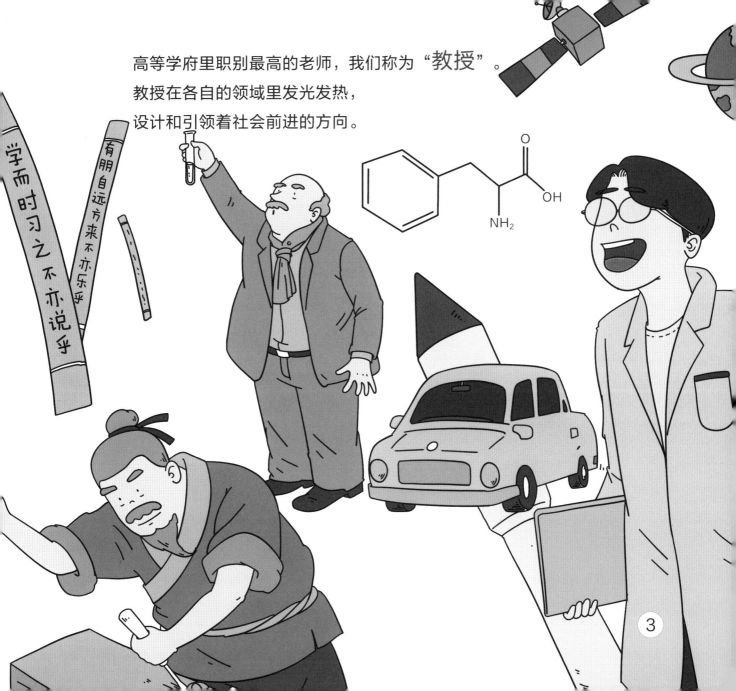

3

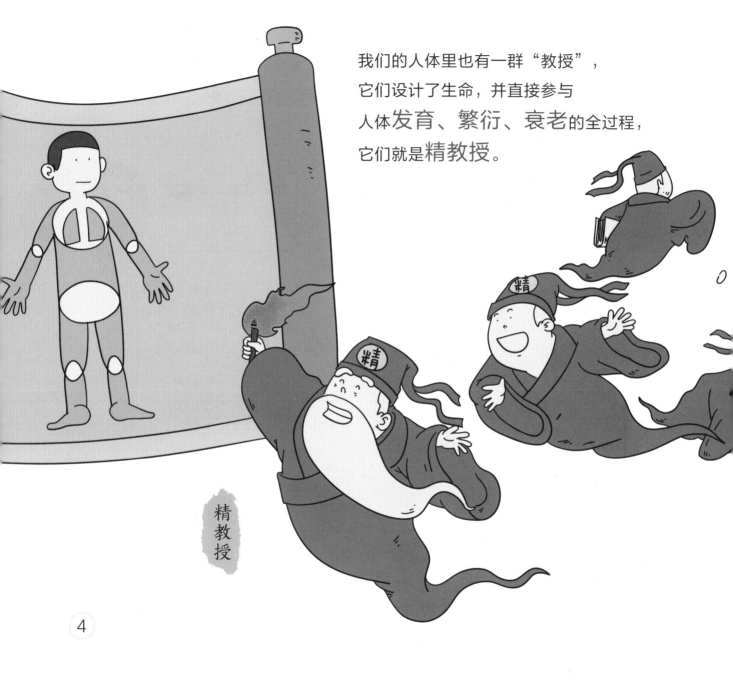

我们的人体里也有一群"教授"，
它们设计了生命，并直接参与
人体发育、繁衍、衰老的全过程，
它们就是精教授。

精教授

4

精教授是构成我们生命活动最基本的物质，
我们常说的"精气神"中的"精"指的就是它们。

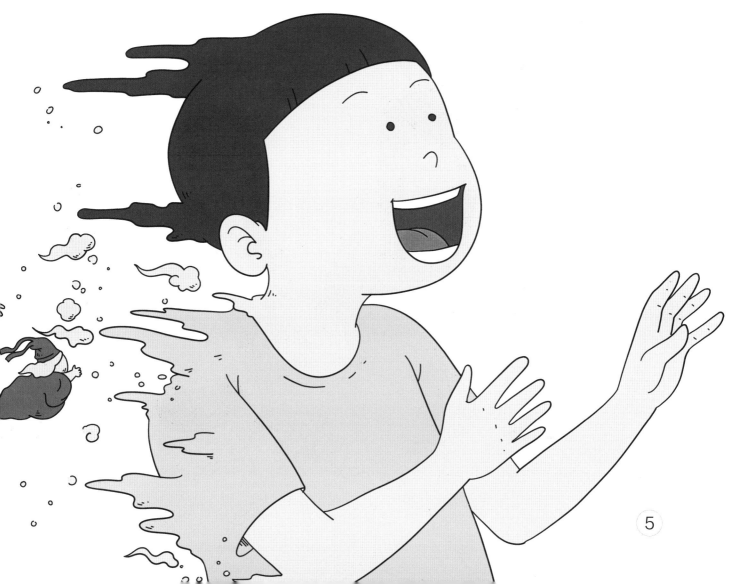

精教授分属两个部落：先天部落和后天部落。
先天部落的精教授主要来源于我们的父母，
在我们成为胎儿前就已经存在了。

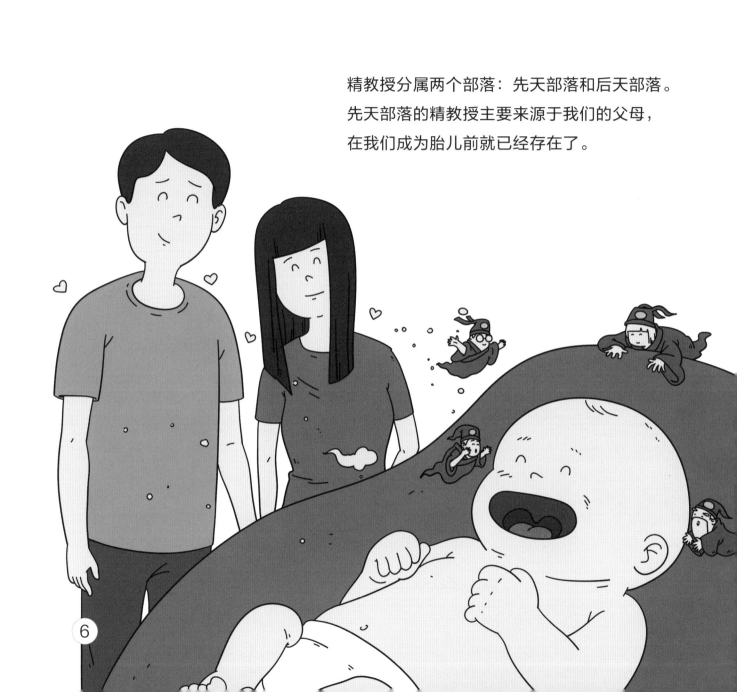

后天部落的精教授主要由我们的饮食精华变化而成，是在我们出生后才诞生的。

两个部落的精教授分工明确、相亲相爱。

先天部落的精教授数量相对稀少，

我们最初的形态、容貌都是由它们设计的。

后天部落的精教授数量相对充足，

它们维持着我们的生命活动，

并为先天部落的精教授提供营养保障。

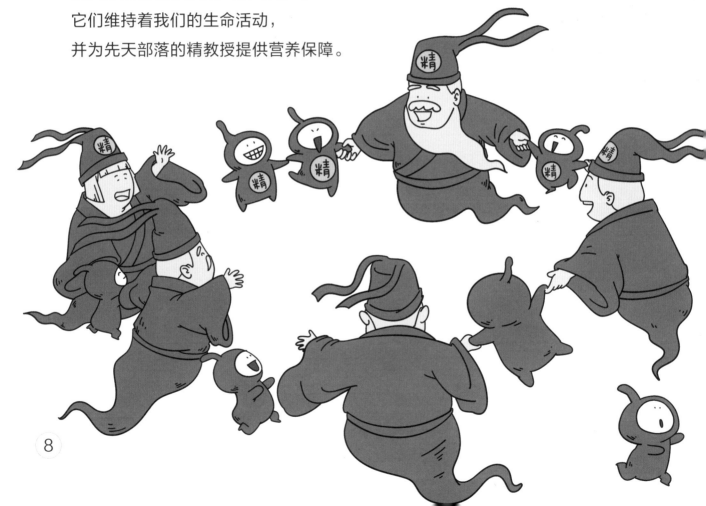

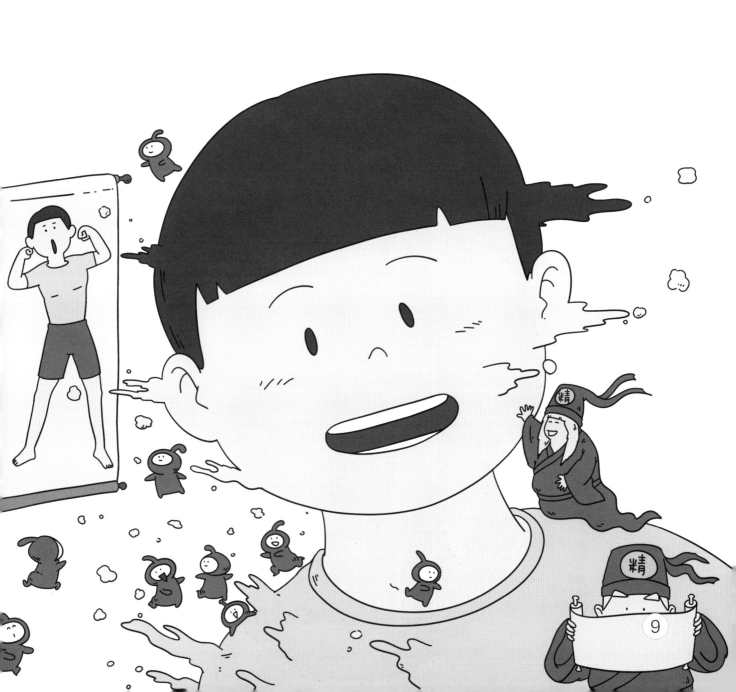

两个部落的精教授大多居住在肾脏之中。

肾脏成为了精教授的大本营。

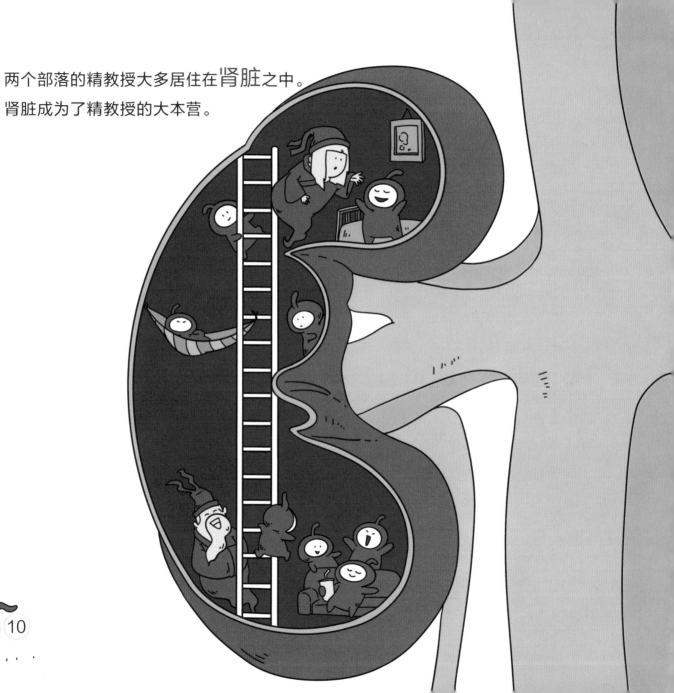

10

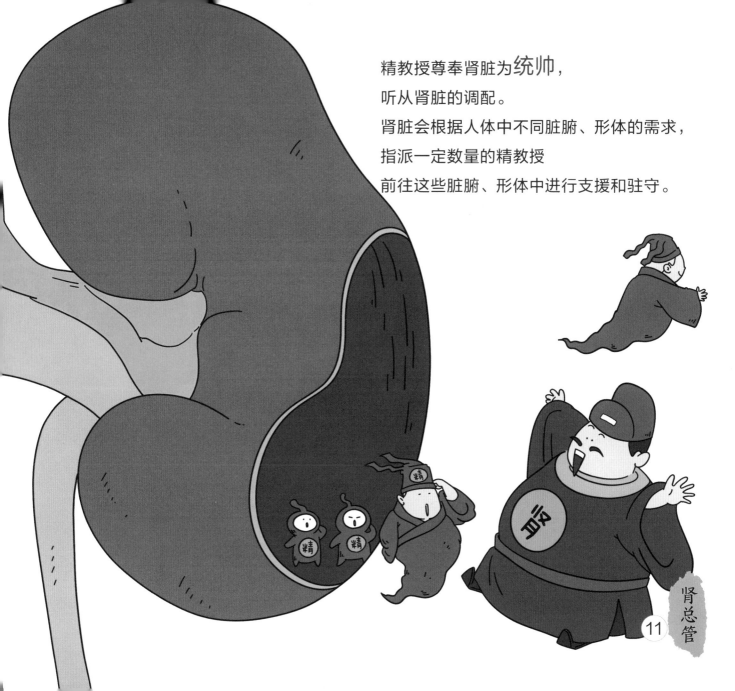

精教授尊奉肾脏为**统帅**，
听从肾脏的调配。
肾脏会根据人体中不同脏腑、形体的需求，
指派一定数量的精教授
前往这些脏腑、形体中进行支援和驻守。

肾总管

11

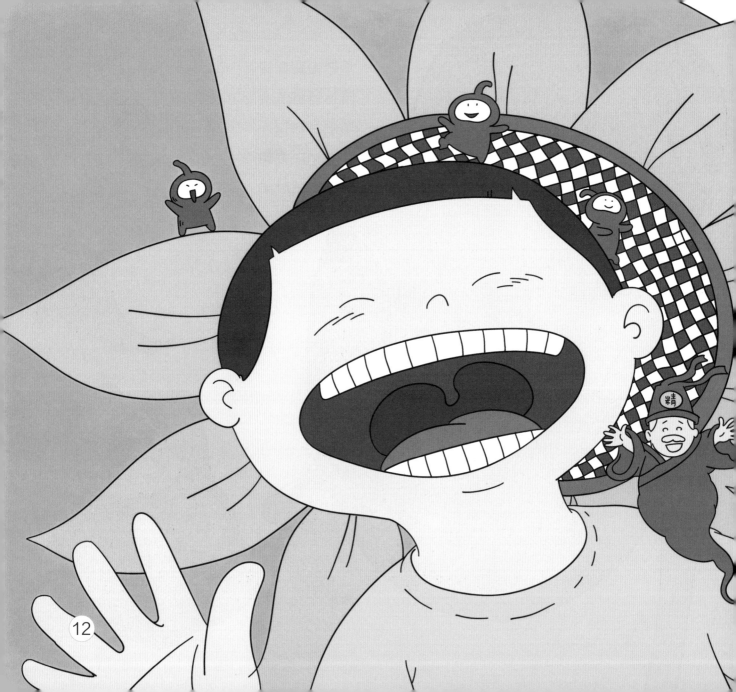

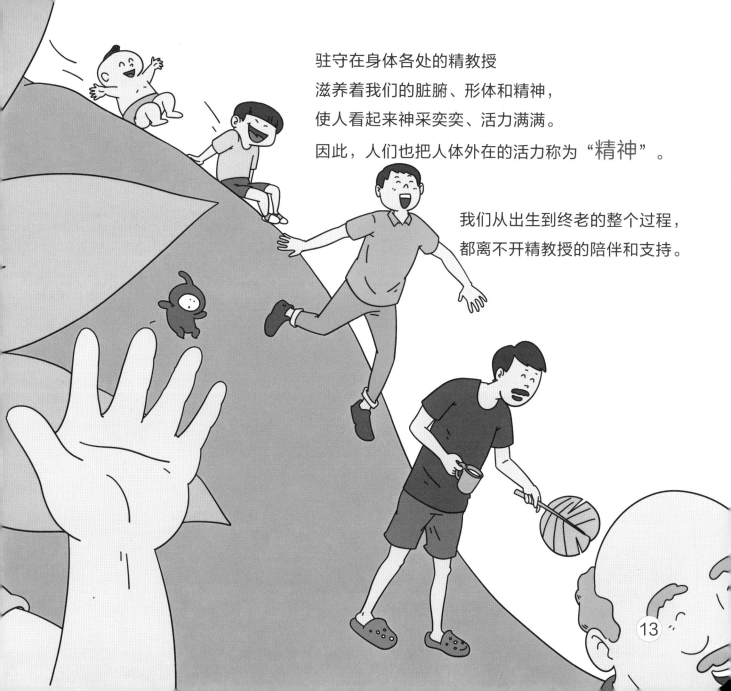

驻守在身体各处的精教授
滋养着我们的脏腑、形体和精神，
使人看起来神采奕奕、活力满满。
因此，人们也把人体外在的活力称为"精神"。

我们从出生到终老的整个过程，
都离不开精教授的陪伴和支持。

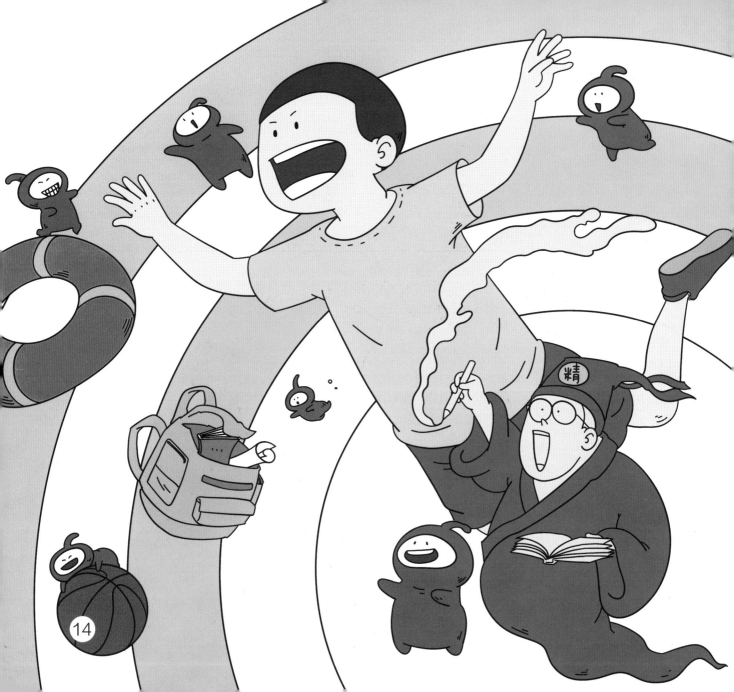

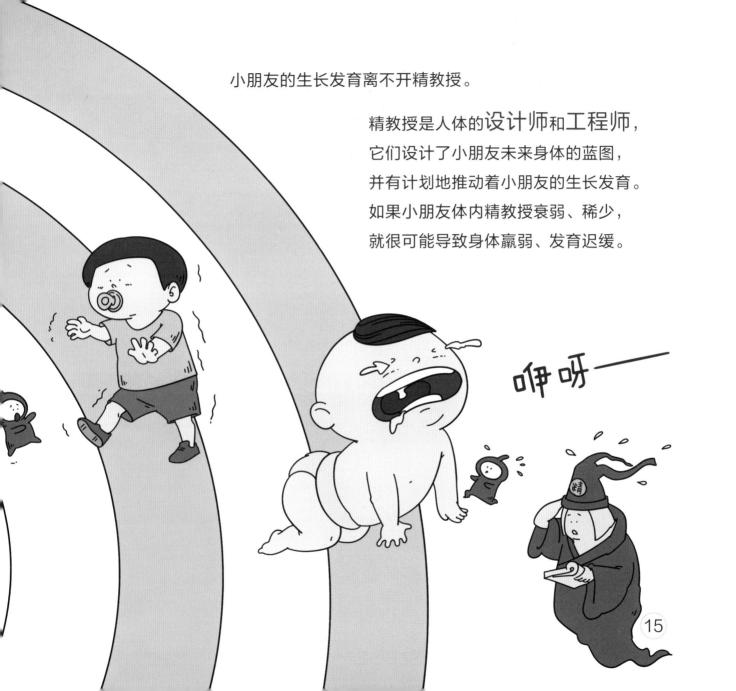

小朋友的生长发育离不开精教授。

精教授是人体的**设计师**和**工程师**，
它们设计了小朋友未来身体的蓝图，
并有计划地推动着小朋友的生长发育。
如果小朋友体内精教授衰弱、稀少，
就很可能导致身体羸弱、发育迟缓。

咿呀——

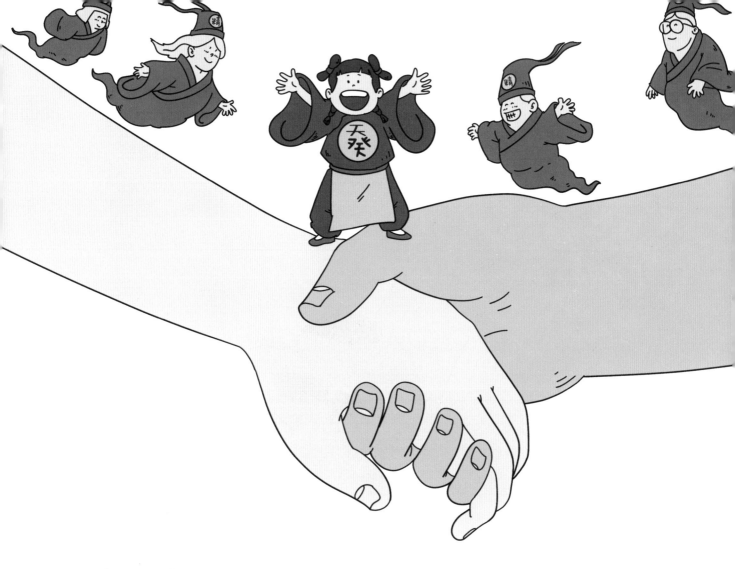

成年人的生殖繁衍离不开精教授。

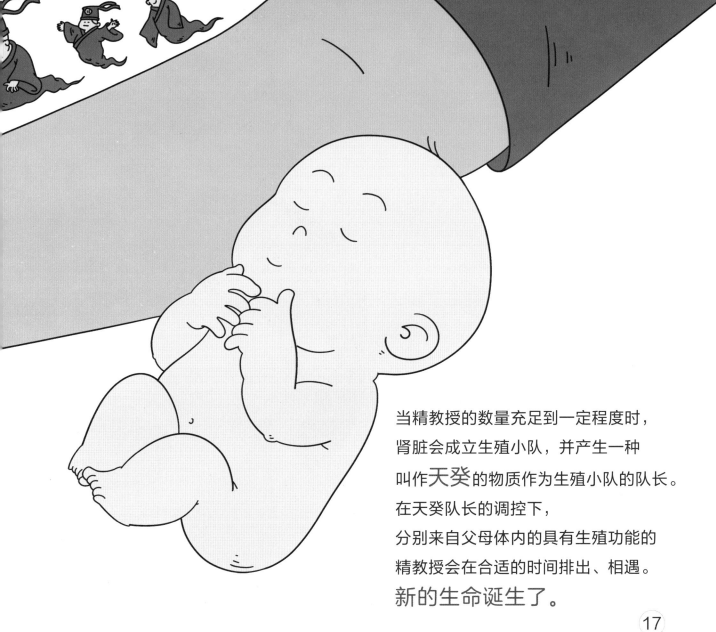

当精教授的数量充足到一定程度时，
肾脏会成立生殖小队，并产生一种
叫作**天癸**的物质作为生殖小队的队长。
在天癸队长的调控下，
分别来自父母体内的具有生殖功能的
精教授会在合适的时间排出、相遇。
新的生命诞生了。

老年人的健康长寿也离不开精教授。

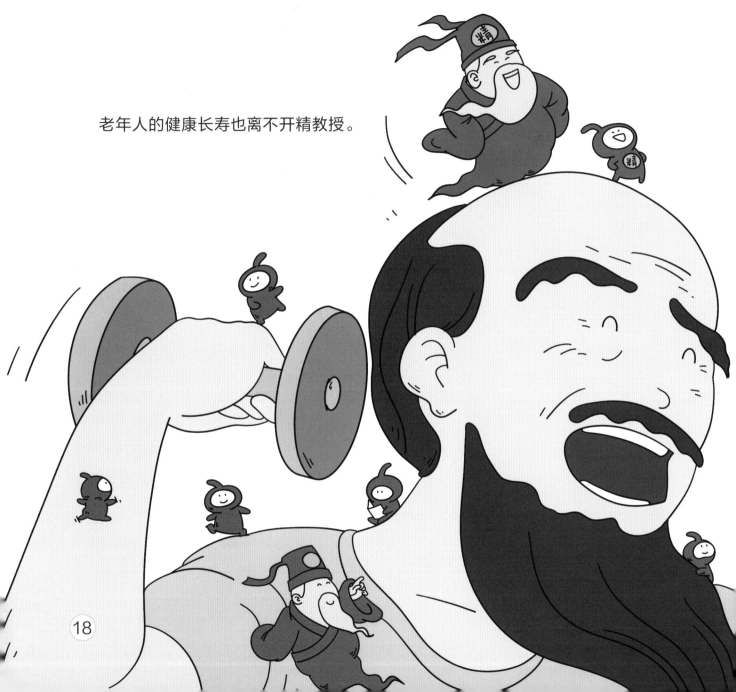

人体的脏腑、骨骼、毛发都依赖精教授的濡养。

体内拥有充足精教授的人，往往身体健硕、耳聪目明，甚至可以长命百岁。

而体内精教授衰弱、稀少的人，则往往身体羸弱，

甚至很早就出现头发花白、牙齿脱落的现象。

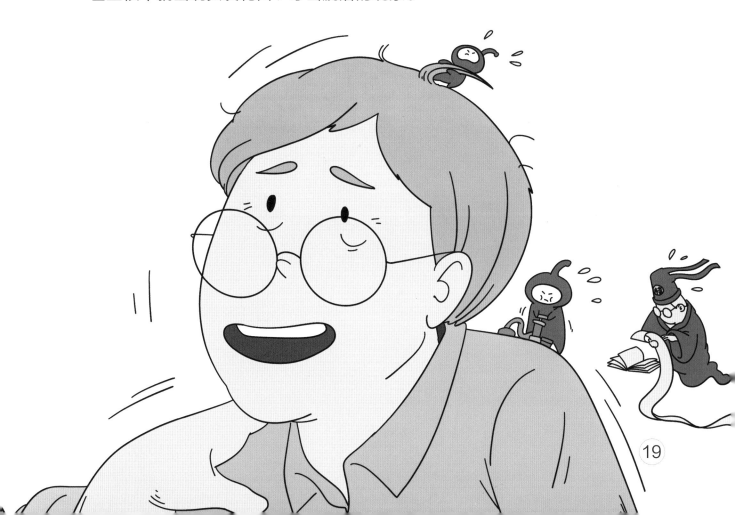

《本草纲目》是明代御医李时珍编著的中药学经典著作，曾被著名生物学家达尔文誉为"古代中国的百科全书"。

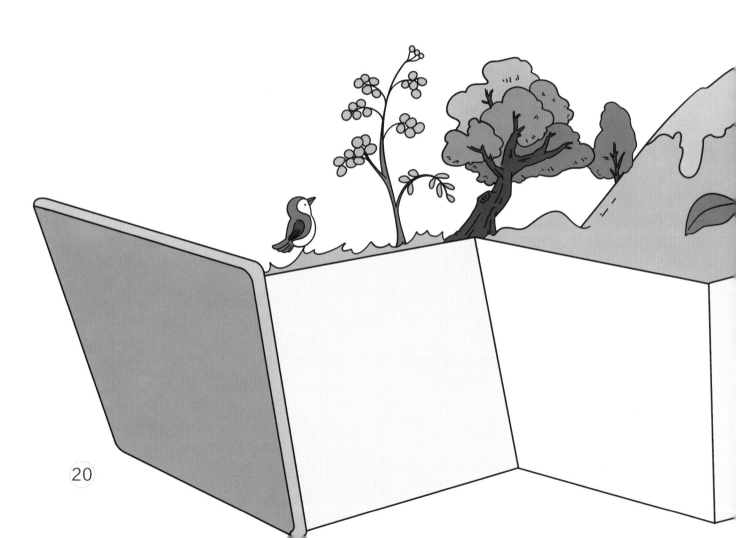

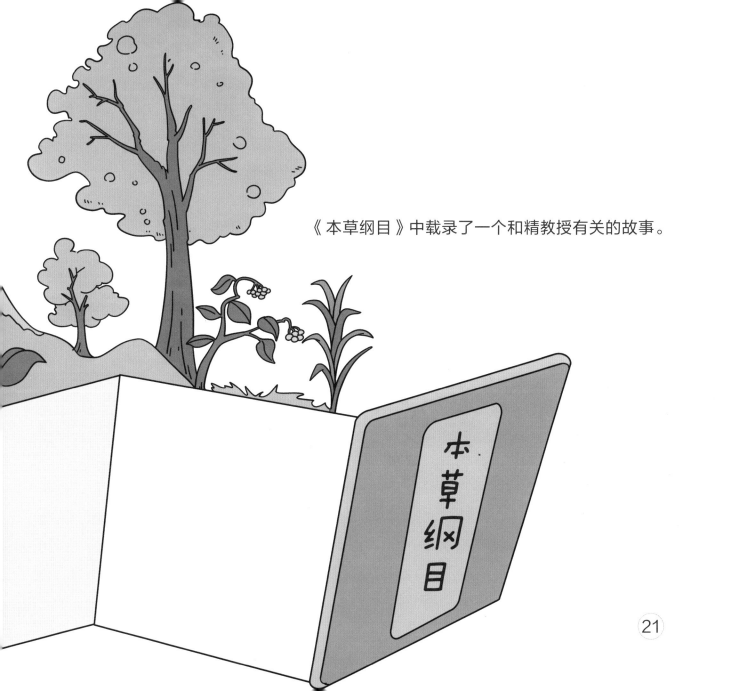

《本草纲目》中载录了一个和精教授有关的故事。

传说古代有一位名叫何能嗣的人，他从小体弱多病，
五十多岁时就已经须发皆白。

有一次，何能嗣偶然在深山中发现两株神奇的青藤，
并把青藤的根带回了家。

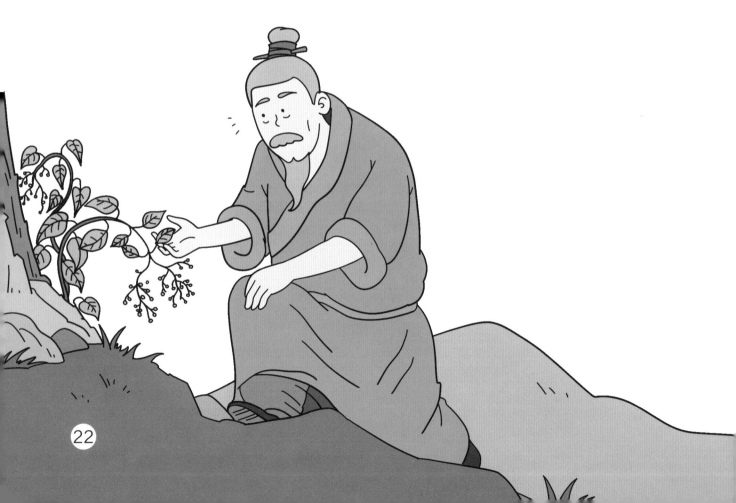

回家后，何能嗣拿着青藤根问了很多人，
却发现没人认识这种植物。
村中有位老人认为，
青藤根是上天怜悯何能嗣身体羸弱而赐给何能嗣的神药，
就劝何能嗣服下青藤根。

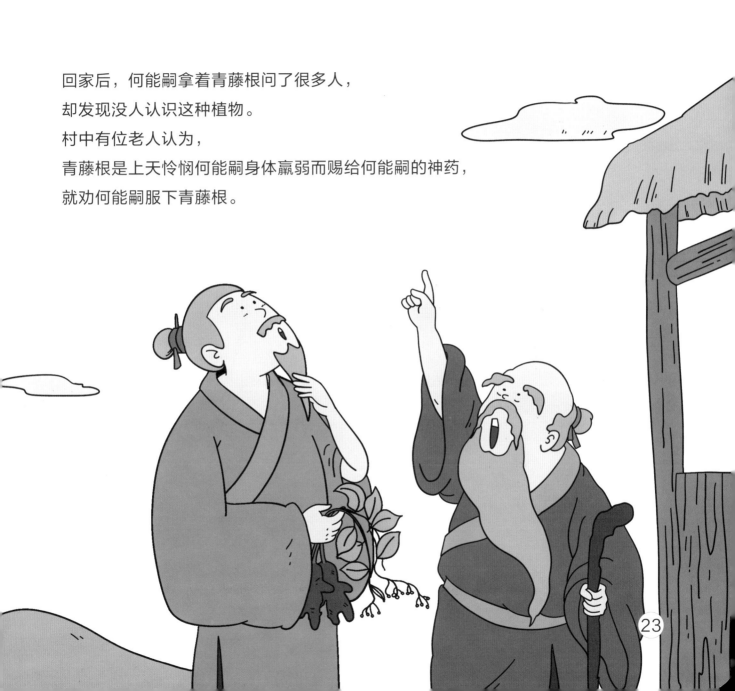

23

何能嗣采纳了老人的建议，将青藤根磨成药粉并每天以酒送服。

一段时间后，何能嗣的旧疾慢慢痊愈，就连头发也逐渐变回黑色。

何能嗣开心极了，他将青藤的神奇功效作为秘密传给了自己的后人。

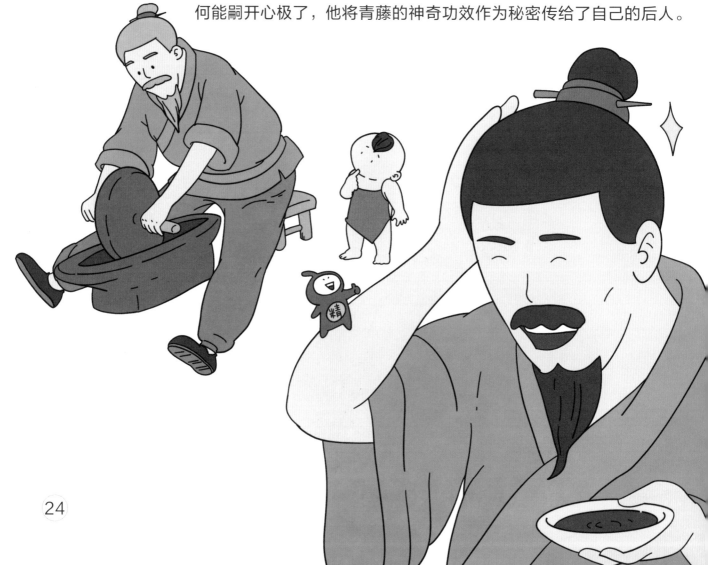

何能嗣有个孙子名叫何首乌。

何首乌慷慨地将青藤的秘密公诸于世，

以此造福更多的人。

人们为了纪念何首乌，便将这种青藤更名为**何首乌**。

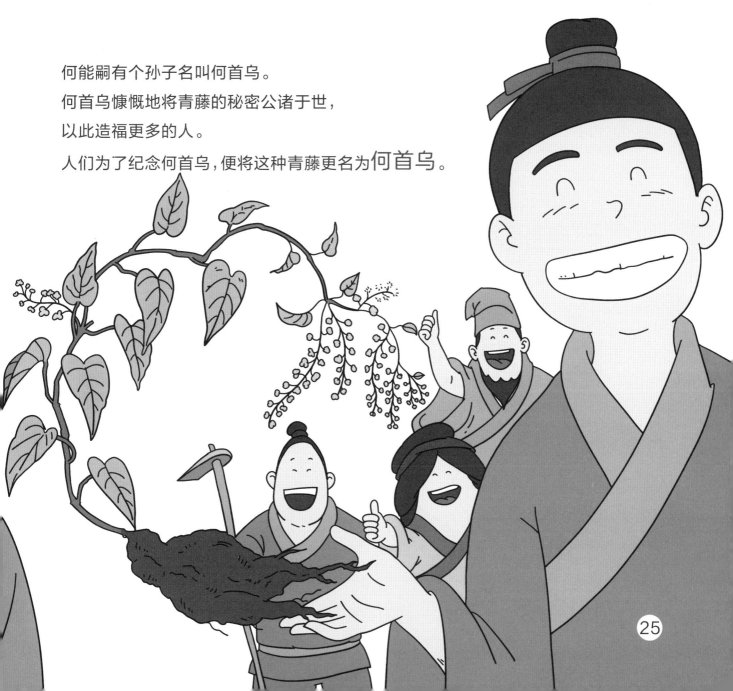

后来，中医师们经过长期的实践发现：
经过炮制后的何首乌确实具有
"补肝肾、益精血、乌须发"的作用。

咕咚，咕咚……

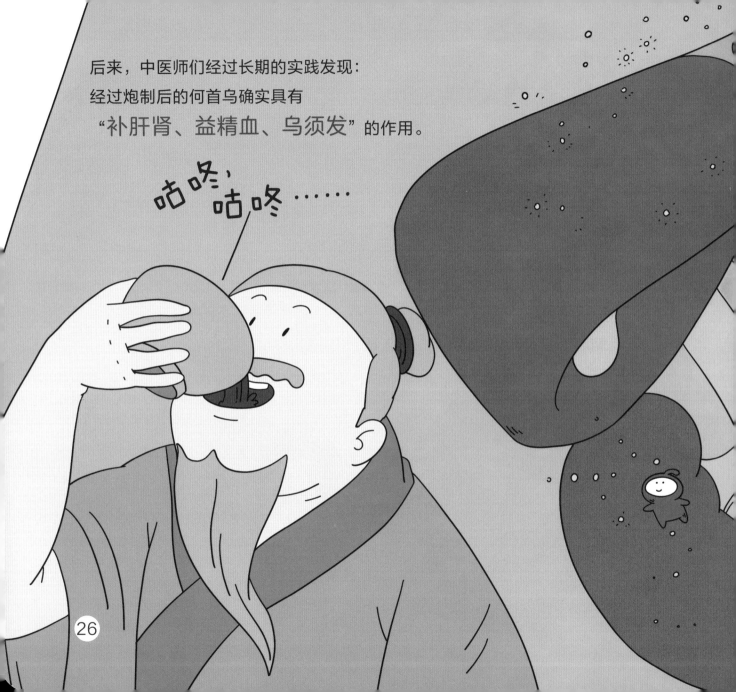

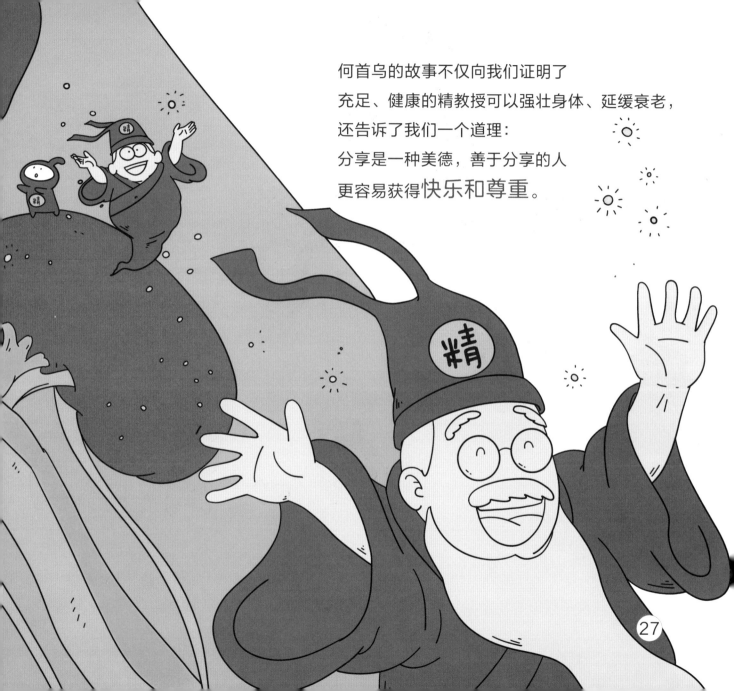

何首乌的故事不仅向我们证明了
充足、健康的精教授可以强壮身体、延缓衰老，
还告诉了我们一个道理：
分享是一种美德，善于分享的人
更容易获得**快乐和尊重**。

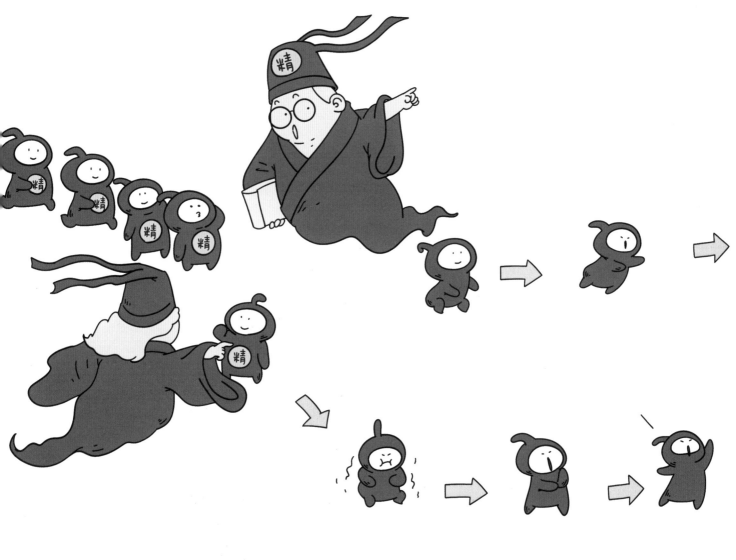

精教授不仅本身功能强大，还可以变身为其他营养物质为人体服务。

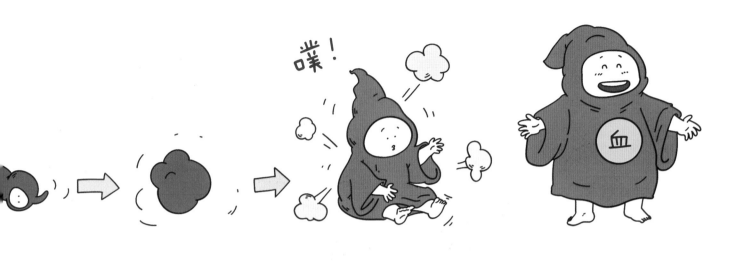

噗！

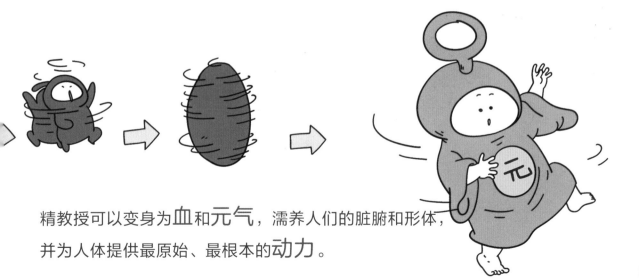

精教授可以变身为血和元气，濡养人们的脏腑和形体，并为人体提供最原始、最根本的动力。

精教授还可以变身为骨髓和脑髓。

骨髓可以营养骨骼，使人身材高大、身体强壮。

脑髓可以营养大脑，使人耳聪目明、机智聪颖。

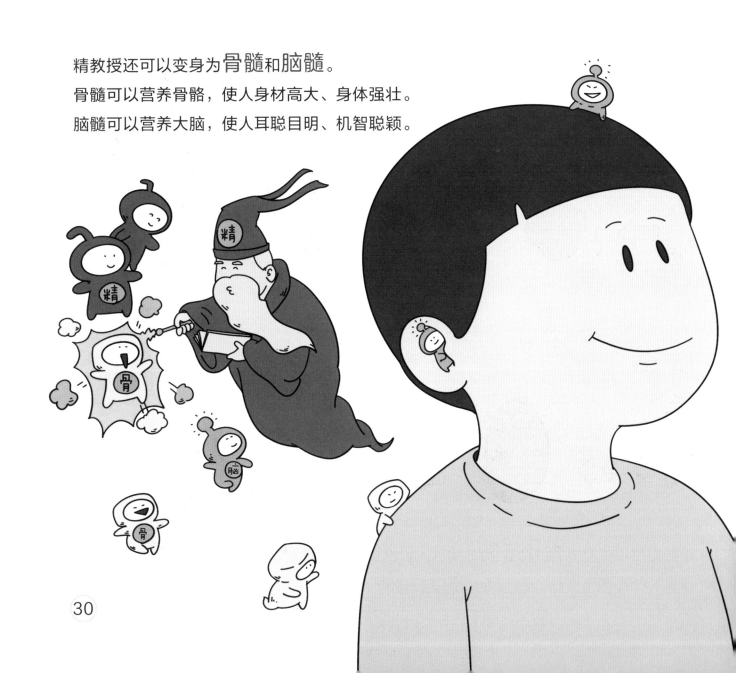

精教授这么重要，
我们应该怎样保养它们呢？
清朝的乾隆皇帝给了我们答案。

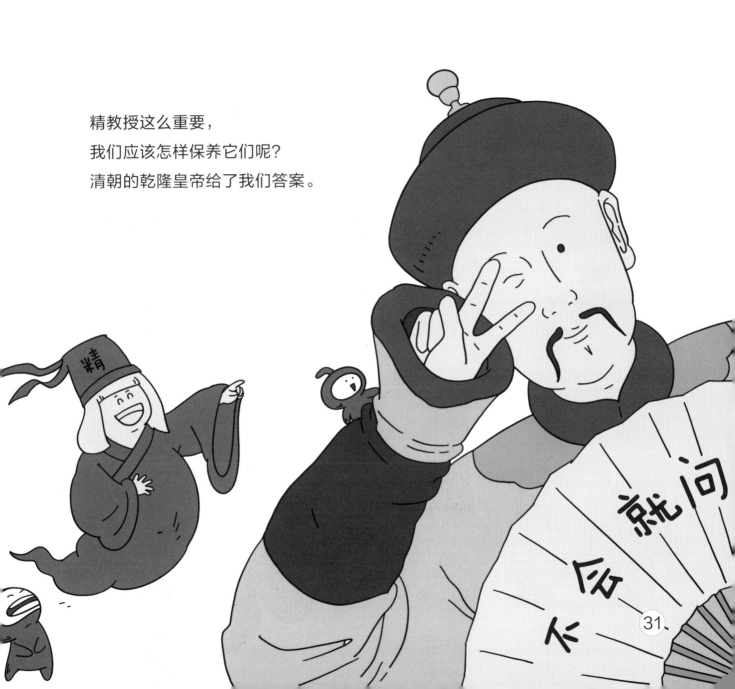

乾隆皇帝是我国历史上正统王朝中**寿命最长**的皇帝。

我国古代皇帝的平均寿命约为 39 岁，而乾隆皇帝活到了 89 岁。

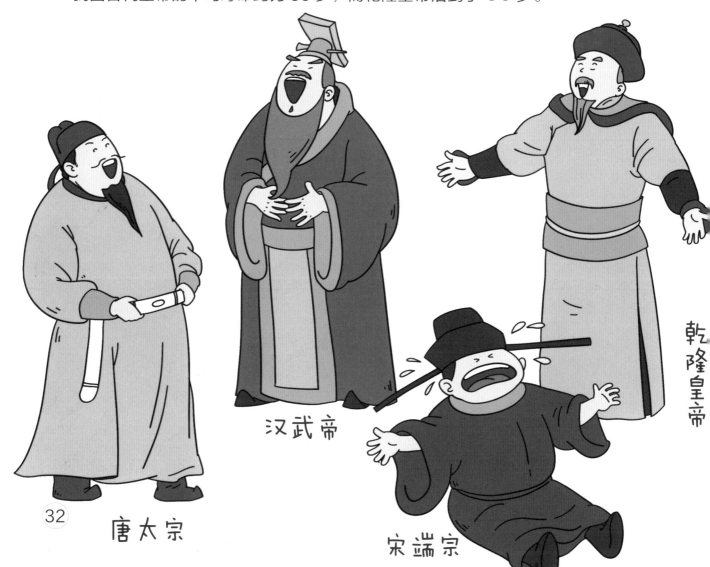

唐太宗

汉武帝

宋端宗

乾隆皇帝

乾隆皇帝生前极为重视养生，
他用十六个字总结了自己一生的养生心得：
"吐纳脏腑，活动筋骨，十常四勿，适时进补。"

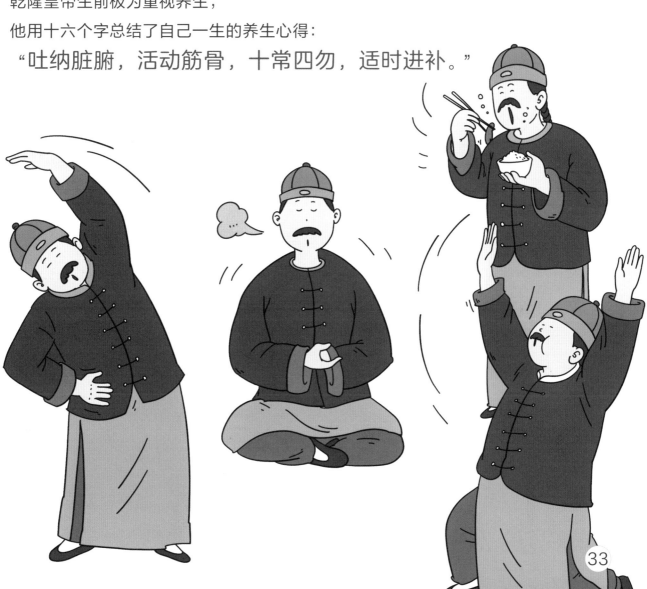

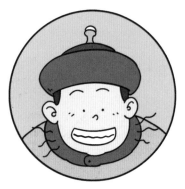

齿常叩

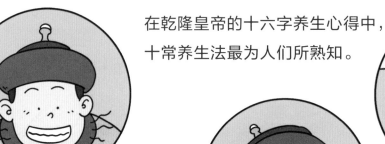

在乾隆皇帝的十六字养生心得中，十常养生法最为人们所熟知。

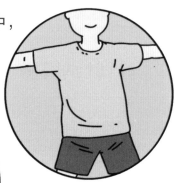

肢常伸

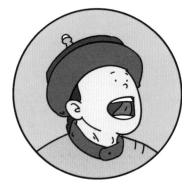

津常咽

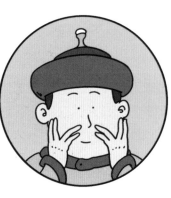

鼻常揉

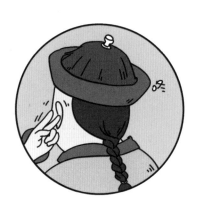

耳常弹

十常养生法

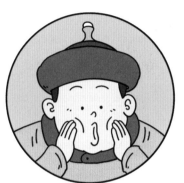

面常搓

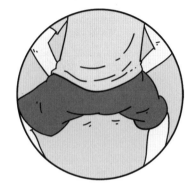

肛常提

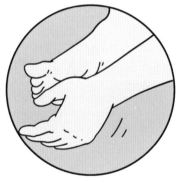

足常摩

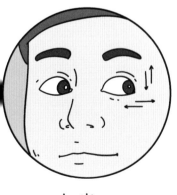

睛常运

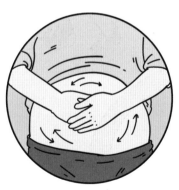

腹常旋

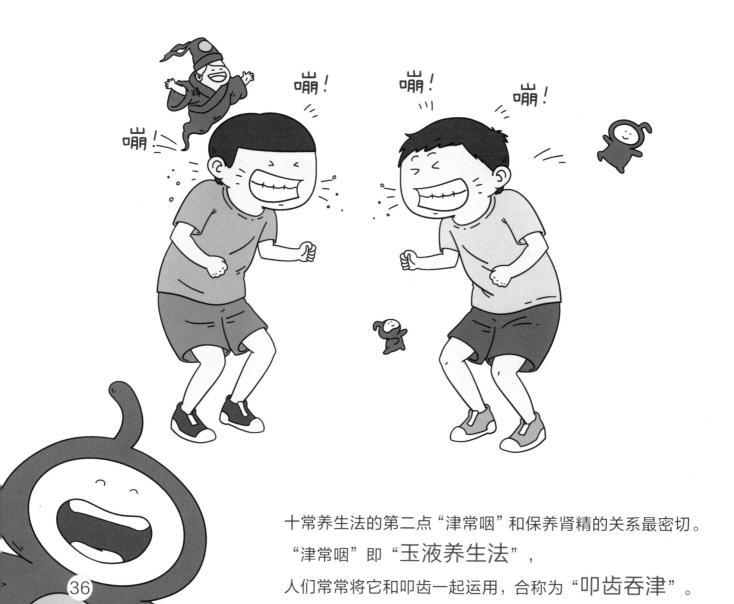

十常养生法的第二点"津常咽"和保养肾精的关系最密切。

"津常咽"即"玉液养生法"，

人们常常将它和叩齿一起运用，合称为"叩齿吞津"。

嘣！ 嘣！ 嘣！ 嘣！

玉液养生法的具体方法为：

通过舌尖抵顶上腭（搭鹊桥）的方式刺激口腔内唾液的分泌，待唾液分泌到一定量时，将口中唾液分三次吞入体内。

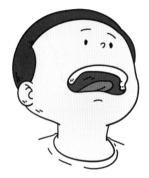

①舌头先在口腔内上下搅动。

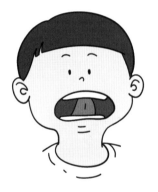

②用舌头抵住上腭，刺激唾液不断增多。

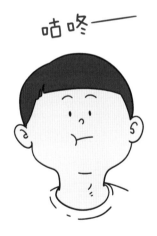

咕咚——

③分三次将唾液吞入体内。

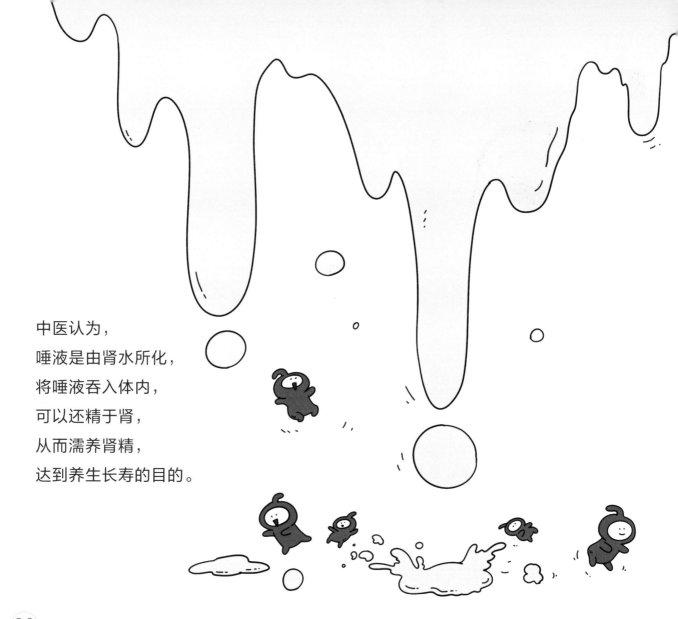

中医认为，
唾液是由肾水所化，
将唾液吞入体内，
可以还精于肾，
从而濡养肾精，
达到养生长寿的目的。

所以，小朋友不要随意吐口水哟，
那可是我们身体里的宝贝呢。

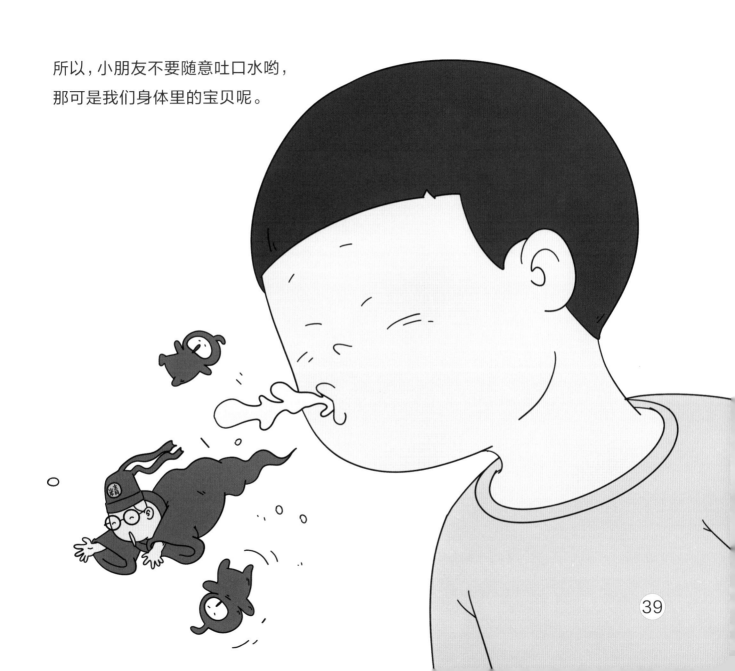

图书在版编目（ＣＩＰ）数据

生命的设计师精教授 / 春芽著 ; 瓦西李, 李筱甜绘. — 长沙 : 湖南科学技术出版社, 2023.11
（我是小中医）
ISBN 978-7-5710-2240-2

Ⅰ. ①生⋯ Ⅱ. ①春⋯ ②瓦⋯ ③李⋯ Ⅲ. ①中国医药学－儿童读物 Ⅳ. ①R2-49

中国国家版本馆 CIP 数据核字(2023)第 226854 号

WO SHI XIAOZHONGYI

我是小中医

SHENGMING DE SHEJISHI JING JIAOSHOU

生命的设计师精教授

著　　者：春　芽
绘　　者：瓦西李　李筱甜
出 版 人：潘晓山
责任编辑：邹　莉　张叔琦
出版发行：湖南科学技术出版社
社　　址：长沙市芙蓉中路一段 416 号泊富国际金融中心
网　　址：http://www.hnstp.com
湖南科学技术出版社天猫旗舰店网址：
　　　　　http://hnkjcbs.tmall.com
邮购联系：0731-84375808
印　　刷：湖南省众鑫印务有限公司
　　　　　（印装质量问题请直接与本厂联系）
厂　　址：长沙县榔梨街道梨江大道 20 号
邮　　编：410100
版　　次：2023 年 11 月第 1 版
印　　次：2023 年 11 月第 1 次印刷
开　　本：889mm×600mm　1/12
印　　张：$3\frac{1}{3}$
字　　数：24 千字
书　　号：ISBN 978-7-5710-2240-2
定　　价：26.00 元